RÉGIME CÉTOGÈNE POUR DÉBUTANTS

PROGRAMME D'UN RÉGIME CÉTOGÈNE SIMPLE DE 14 JOURS AVEC DES RECETTES FACILES POUR L'OBTENTION DES PERTES DE POIDS RAPIDES ET POUR MAXIMISER AISÉMENT LES PERFORMANCES

LOGAN WOLF

AVIS DE DROIT D'AUTEUR

AVIS DE NON-RESPONSABILITÉ

Avis de Non-responsabilité:

Veuillez noter que les informations contenues dans ce document sont uniquement à des fins éducatives.

Tous les efforts ont été déployés afin de fournir des informations complètes, précises, à jour et fiables, sans aucune garantie explicite ou implicite. Les lecteurs reconnaissent que l'auteur ne s'engage pas à prodiguer des conseils juridiques, financiers ou professionnels.

En lisant n'importe quel document, le lecteur consent qu'en aucun cas nous ne sommes responsables des pertes, directes ou indirectes, résultant de l'utilisation des informations contenues dans le présent document, y compris – mais sans s'y limiter, les erreurs, les omissions ou les inexactitudes.

TABLE DES MATIÈRES

CHAPITRE 1

INTRODUCTION

FITNESS ET RÉGIMES sont tous à la mode de nos jours. Alors que de plus en plus de gens abandonnent progressivement McDonald's au profil des Aliments Sains et regardent la télévision dans le canapé pour aller par la suite à la salle de gym, le mode de vie sain devient de plus en plus tendance au fil du temps. Les gens commencent à réaliser les conséquences néfastes de la malbouffe et du manque d'exercice. Ils ne prennent plus leur santé pour acquise car ils savent que vivre une vie saine va de pair avec mener une vie de qualité.

Le fait est que la plupart des gens redoutent l'idée de devoir suivre un régime. Personne ne souhaite consommer les salades et les yaourts à plein temps au détriment des aliments qu'ils adorent consommer. Compter les calories semble être une façon horrible de perdre du poids.

Et s'il existait une autre option? Et s'il existait un régime dans lequel vous pouvez manger beaucoup d'aliments riches en matières grasses tout en perdant du poids? Et s'il existait un régime qui ne vous ferait jamais avoir faim? Heureusement pour vous, il en existe. Bienvenue dans le régime cétogène.

CHAPITRE 2

QU'EST-CE QU'UN RÉGIME CÉTOGÈNE?

LE RÉGIME CÉTOGÈNE, ou régime céto pour faire court, peut être retracé jusqu'en 1921, lorsque le Dr Rawle Geyelin constata que la cétose était efficace dans le traitement de l'épilepsie chez les enfants. En 1930, le Dr Clifford Barborka de la Mayo Clinic de Rochester, dans le Minnesota mena des études sur 100 patients atteints d'épilepsie en cétose et constata que 56% avaient un taux de réponse de moins de 50% et que 12% étaient totalement exempts de crises.

Bien que le régime ait toujours été traditionnellement utilisé pour traiter les patients atteints d'épilepsie, les régimes céto ont acquis une popularité dominante grâce à leur approche unique qui permet aux gens de perdre du poids. Le régime céto est un régime riche en graisses et pauvre en glucides qui est quelque peu semblable au régime Atkins.

Le mode de façonnement du régime consiste à s'assurer que le sujet entre dans un état de cétose – un processus métabolique dans lequel le corps se retrouve à court de glucides à brûler pour l'énergie, et qui par conséquent se met à brûler des graisses. Cela conduit à une accumulation d'acides appelés cétones dans l'organisme.

Remplir votre corps de cétones est non seulement extrêmement efficace pour brûler les graisses, mais fournit également des tonnes d'énergie pour votre cerveau. Les régimes céto sont également très efficaces pour la réduction des taux sanguins de sucre et d'insuline.

La combustion des graisses aide à éviter le diabète de type 2, le pré diabète, le syndrome métabolique et une pléiade de maladies désagréables. En fait, ceux qui suivent un régime céto peuvent souvent revoir à la baisse la quantité de médicaments qu'ils prennent pour le diabète, s'ils ne les abandonnent pas complètement. Une étude publiée dans PubMed Central a révélé que 95,2% des personnes qui suivaient le régime céto étaient en mesure de consommer moins ou de cesser complètement de prendre leur médicament contre le diabète, contre seulement 62% de celles qui suivaient un régime riche en glucides. Une autre étude a révélé qu'un tiers des patients diabétiques de type 2 qui suivaient un régime céto, ont pu complètement cesser de prendre leurs médicaments.

D'autres études ont révélé que le régime céto peut aider à réduire les risques de lésions cérébrales, de cancer, de tumeurs, d'acné, de maladie d'Alzheimer, de maladie cardiaque, de maladie de Parkinson, et bien plus encore. Notez que cette recherche n'est pas tout à fait concluante et qu'il faudrait mener d'autres recherches avant de pouvoir comprendre pleinement les effets du régime.

Une différence majeure entre les régimes céto et les régimes normaux, c'est que vous n'aurez pas besoin de compter les calories. Bien que le suivi de ce que vous mangez soit toujours une chose utile à faire, les régimes céto sont assez flexibles afin que vous puissiez tout de même perdre du poids sans toutefois restreindre vos portions.

Les régimes céto fournissent également aux gens des régimes riches en graisses et en protéines, ce qui signifie que vous n'aurez jamais faim et que vous ne manquerez pas des protéines néces-saires dont votre corps a besoin. L'augmentation de la prise de protéines est également une chose que vous n'obtiendrez pas souvent avec les régimes pauvres en matières grasses qui restreignent les portions.

Comment Savoir Si Vous Êtes en Cétose

La fourchette optimale de cétones dans votre corps est comprise entre 0,5 et 3 mMol. Cela étant dit, avoir un niveau élevé de cétones ne signifie pas nécessairement que vous êtes en cétose, mais qu'il y a de nombreux signes d'après lesquels vous pourriez l'être.

Les deux signes les plus courants de la cétose sont l'haleine nauséabonde et l'urine. L'haleine cétonique, comme elle est surnommée, est produite car votre corps qui crée des acétones lors de la combustion des acides gras. Il se débarrasse de l'acétone par l'haleine et par l'urine, laissant souvent les deux avec une odeur "fruitée" ou légèrement pourrie. L'haleine cétonique est égale-ment accompagnée d'un goût légèrement métallique dans la bouche. Vous pouvez utiliser des bandelettes urinaires telles que Ketostix ou des preneurs d'haleine pour mesurer les niveaux de cétone. Notez que les bandelettes urinaires ne sont pas toujours précises car la déshydratation peut entraîner un faux positif et une consommation excessive peut entraîner un faux négatif.

Vous perdrez également beaucoup de poids d'eau lorsque votre corps s'évidera de l'eau stockée dans vos muscles. Ceci vous mènera souvent à la déshydratation, ainsi, assurez-vous de boire beaucoup d'eau.

Un glucomètre peut mesurer votre glycémie et déterminer si vous êtes en cétose. Si vos taux de glucose sont inférieurs à 80 mg/dl et que vous n'êtes pas hypoglycémique, alors félicitez-vous, car votre corps utilise les cétones comme source d'énergie.

Lorsque votre corps s'adapte enfin à la cétose, vous aurez une énergie élevée, un meilleur sommeil, une glycémie saine, aucune fringale de sucre, moins d'appétit, moins d'inflammation, moins de ballonnements et moins de fatigue.

Le régime céto détient clairement un potentiel incroyable comme moyen de devenir bien portant sans toutefois avoir besoin de mourir de faim. Ensuite, nous allons explorer ce qui se passe lorsque vous commencez enfin ce régime.

CHAPITRE 3
CÉTO-GRIPPE

IL EST TRÈS courant que les novices expérimentant le régime éprouvent ce que l'on appelle la céto grippe. Il s'agit d'une multitude de symptômes pseudo-grippaux causés par le fait que votre corps ne reçoit plus les glucides auxquels il est habitué.

Votre corps a besoin d'un certain temps pour s'adapter à son nouveau régime. Les céto grippes ne durent généralement qu'une semaine, mais dans de rares cas, leurs durées peuvent être prolongées à plusieurs semaines. C'est différent d'un individu à un autre, mais les symptômes devraient disparaître pendant ou au cours de votre deuxième semaine.

Les symptômes les plus courants incluent les étourdissements, les nausées, l'irritabilité, les douleurs à l'estomac, les fringales de sucre, la fatigue, les crampes musculaires et l'insomnie.

Si vous présentez des symptômes de la céto grippe, ne vous inquiétez pas. Vous pouvez restreindre les symptômes en effectuant quelques modifications faciles.

Tout d'abord, essayez de consommer plus de graisses ou plus de calories. Votre corps a besoin d'énergie et le manque de glucides signifie souvent que vous devez remplir votre corps de graisses saines telles que l'huile d'olive, l'huile de noix de coco, le suif ou le beurre clarifié. L'ajout de calories supplémentaires aidera également à donner à votre corps l'énergie dont il a besoin et vous pourrez consulter le guide alimentaire et la liste des recettes plus loin dans ce livre.

Consommer plus de sels pourrait aussi être bénéfique. La baisse des glucides renvoie à un niveau d'insuline plus faible, ce qui fait que votre corps ne retient plus autant de sodium qu'auparavant. N'ayez pas peur d'ajouter un peu plus de sel, puisque si vous supprimez la malbouffe de votre alimentation, vous devriez déjà consommer moins de sel que la normale.

Vous voudrez aussi rester bien hydraté. L'eau potable aidera pour les céphalées et les nausées. Vous pouvez également mélanger des suppléments d'électrolytes sans sucre afin de soulager les symptômes tels que les étourdissements, les crampes musculaires et la fatigue. Les boissons comme le Gatorade sont riches en électrolytes, mais contiennent également beaucoup de sucre ; raison pour laquelle vous voudrez ainsi les éviter. Au lieu de cela, vous pouvez faire votre propre boisson électrolytique favorable à la cétone en mélangeant tout simplement 1 cuillère à café de sel marin minéral et de jus de citron ou jus de lime avec votre eau. Vous devriez particulièrement prendre des électrolytes si vous faites régulièrement de l'exercice lorsque vous suivez le régime céto.

Un autre remède utile est le bouillon d'os. Il est incroyablement sain et apporte de l'eau, de la graisse, des calories et du sel. Vous pouvez faire du bouillon d'os dans votre mijoteuse en ajoutant les os de votre viande préférée, de l'eau, deux cuillères à soupe de vinaigre de cidre de pomme pour chaque gallon d'eau et en le laissant reposer pendant 10 heures. (Remarque: Le vinaigre aide à extraire les nutriments des os.) Lorsque la cuisson est terminée, il suffit simplement de l'égoutter, de le conditionner et de le placer au réfrigérateur. Votre bouillon va probablement s'épaissir dans le réfrigérateur, il suffit donc de le chauffer pour le liquéfier à nouveau. Vous pouvez réutiliser les os pour faire les futures portions de bouillon.

Notez que lorsque le bouillon refroidira, la graisse se figera et flottera au-dessus du bouillon. Vous pouvez consommer la graisse, mais si c'est top abusé à votre gout, vous pouvez toujours la recueillir.

Vous pourrez également prendre des suppléments pour vous aider en cas de céto grippe. Les suppléments des cétones exogènes tels que la Keto // OS ou Perfect Keto, aident à élever les taux de cétone dans votre corps, augmentent l'énergie et évitent la fatigue.

Si votre corps a trop de mal à se remettre de la suppression des glucides, vous pouvez tout simplement réduire progressivement votre consommation jusqu'à ce que votre corps s'y habitue. Ceci signifie simplement qu'il faut consommer de moins en moins de glucides tous les jours jusqu'à ce que vous atteigniez le taux idéal. Habituer votre corps à moins de glucides peut être plus facile que de simplement les supprimer d'un seul trait.

CHAPITRE 4
ALIMENTS ET SUPPLÉMENTS

COMME AVEC TOUS LES RÉGIMES, un régime céto possède une liste stricte de ce que vous pouvez et ne pouvez pas manger. Peut-être que vous vous faites déjà à l'idée de ne pas être en mesure de consommer vos aliments préférés, mais ne craignez rien. Vous disposez d'une multitude de bons choix en ce qui concerne les aliments céto autorisés. Il suffit juste de savoir que vous voulez éviter les sucres et les glucides. En fait, vous devriez vous atteler à ne consommer qu'environ 20 à 50 grammes de glucides par jour, mais cela varie en fonction des individus. Certaines sources diront que vous devriez faire une fixation sur 15 grammes ou moins.

Les aliments ci-dessous sont tous des options excellentes et saines pour vous assurer d'obtenir suffisamment de matières grasses, de protéines et d'huiles. Essayez d'opter pour des sources organiques et nourries à l'herbe si possible.

Aliments à consommer:

- Viande: poulet, bœuf, œufs, agneau, steak, œufs, etc.

- Noix et graines: noix, arachides, graines de tournesol, etc.
- Légumes cultivés hors-sol et légumes verts feuillus : chou-fleur, chou frisé, concombre, asperges, etc.
- Baies: mûres, framboises, etc.
- Produits laitiers riches en matières grasses: fromage à pâte dure, yogourt entier, crème aigre, fromage à la crème, crème épaisse, etc.
- Sauces et condiments: moutarde jaune, ketchup, raifort, sauce Worcestershire, etc.
- Herbes et épices: romarin, basilic, thym, cannelle, noix de muscade, coriandre, etc.
- Huiles: huilè d'olive, huile de noix de coco, huile d'avocat, huile de macadamia, etc.
- Édulcorants: fruit des moines, stevia, saccharine, xylitol, etc.
- Boissons: eau, bouillon, café, thé, lait de coco, lait d'amande, etc.

D'autre part, il y a beaucoup d'aliments que vous devez aussi éviter. Vos glucides devraient être limités, car vous obtiendrez la plupart d'entre eux des légumes, des noix et des produits laitiers. Vous devez également éviter la plupart des fruits en raison de leur teneur élevée en sucre, bien que les avocats, les baies et les fruits étoilés puissent être consommés avec modération.

Aliments à éviter:

- Fruits: pommes, oranges, bananes, etc.
- Sucre: sirop d'érable, confiserie, miel, etc.
- Grains: pain, riz, pâtes, céréales, etc.

- Légumes et tubercules souterrains: pommes de terre, ignames, carottes, radis, etc.

En règle générale, votre régime alimentaire devrait être d'environ 70% de graisses, 25% de protéines et 5% de glucides.

Suppléments

Vous pourriez vouloir booster votre alimentation en prenant des suppléments. La consommation des bons suppléments peut vous apporter les vitamines et les nutriments essentiels dont vous avez besoin pour être en forme et en bonne santé. Les suppléments ne sont évidemment pas tout à fait nécessaires, mais ils peuvent aider à accélérer vos résultats en aidant à perdre du poids et à augmenter vos niveaux d'énergie. Les suppléments sont particulièrement utiles pour ceux qui traversent la céto grippe. Notez que les suppléments sont censés être consommés en plus d'un régime céto et ne sont pas un substitut à l'alimentation réelle.

Suppléments à prendre:

- Keto // OS: Ce supplément vous fournit des cétones exogènes qui aideront instantanément votre graisse corporelle, même si vous n'êtes pas en cétose. C'est idéal lorsque vous avez consommé trop de glucides, lorsque vous avez besoin de retrouver votre corps en cétose et lorsque vous avez besoin de soulager les symptômes de la céto grippe.
- Huile de poisson: L'huile de poisson présente deux avantages principaux. Premièrement, il fournit au corps des oméga-3 indispensables. Deuxièmement, ses propriétés anti-inflammatoires peuvent aider à lutter contre quelques-uns des effets secondaires à la

consommation excessive d'aliments gras. Ces aliments sont riches en oméga-6, ils sont bons pour l'organisme à petites doses, mais une quantité excessive peut provoquer une inflammation. La consommation de l'huile de poisson aide à réduire l'inflammation et fournit un ratio sain d'oméga-3 et d'oméga-6.

- Perfect Keto: Ce produit est presque identique au Keto // OS en ce qu'il aide à fournir des cétones exogènes et à combattre les symptômes de la céto grippe. Les différences majeures entre les deux sont les prix et les saveurs.

- Huile des TCM: TCM signifie triglycérides à chaîne moyenne, une molécule de graisse présente dans l'huile de noix de coco, l'huile de palme et divers produits laitiers. Il est utile pour atteindre votre apport quotidien en graisses et pour fournir à votre corps l'énergie durable dont il a besoin.

- Créatine: Cet acide aminé est idéal si vous faites du bodybuilding, car il joue un important rôle dans les contractions musculaires.

- L-Glutamine: il s'agit d'un autre acide aminé idéal pour ceux qui ont des modes de vie actifs, car l'activité physique réduit parfois la quantité de glutamine dans le corps. En outre, la diminution des glucides signifie parfois que vous n'obtenez pas les antioxydants que vous obtiendriez autrement dans les fruits et dans les légumes. C'est là qu'intervient la L-glutamine. Ses propriétés antioxydantes vous permettront non seulement de rester en bonne santé, mais aussi d'augmenter votre immunité, de protéger vos muscles et de réduire le temps de récupération après les séances d'entraînement.

BEAUCOUP DE PERSONNES essaient de perdre du poids simplement en mangeant moins et en travaillant plus. Cela ne fonctionne pas toujours parce que le corps a besoin de beaucoup d'énergie, particulièrement lors de l'exercice. La réduction les portions ne fera que vous affamer, cela vous fatiguera et cela vous empêchera de résister à la tentation de la malbouffe. Au lieu de manger moins, vous devriez vous efforcer de manger mieux.

Les taux élevés des protéines de la céto la rendent idéale pour s'assurer que vos muscles obtiennent ce dont ils ont besoin. Lorsque votre corps entre en cétose, l'exercice peut vraiment aider à brûler les graisses et vous fournir une tonne d'énergie.

Les quatre exercices principaux que vous devriez connaître sont:

- Les exercices d'aérobie, plus communément connu sous le nom cardio, sont des exercices qui durent plus de trois minutes. Ils sont de faible intensité et bons pour brûler les graisses.
- Les exercices anaérobies sont des exercices qui exigent

de brefs sursauts d'énergie, comme l'entraînement par intervalles à haute intensité et la musculation. Ces types de séances d'entraînement ont généralement besoin de glucides.
- Les exercices de flexibilité sont ceux qui exigent l'étirement de vos muscles et l'augmentation de l'amplitude des mouvements de vos muscles. Le yoga est probablement la forme la plus connue de ceci.
- Les exercices de stabilité sont ceux qui mettent l'accent sur l'équilibre et l'entraînement de votre cœur.

Rappelez-vous que, en cas de cétose, les exercices de faible intensité utilisent principalement de la graisse pour produire de l'énergie, tandis que les exercices de haute intensité utilisent principalement des glucides pour produire de l'énergie. Les athlètes qui effectuent des exercices de haute intensité suivent souvent ce que l'on appelle le Régime Céto Ciblé, qui consiste à consommer leurs 20 à 50 grammes de glucides une demi-heure à une heure avant leur séance d'entraînement.

Plus longtemps on reste au régime céto, plus l'organisme s'adapte aux corps cétoniques. Cela signifie que l'organisme devient de plus en plus efficace pour brûler les graisses et se ravitailler en utilisant des corps cétoniques.

Et vous savez quoi? Ça marche vraiment. Une étude publiée dans PubMed a révélé que les athlètes qui faisaient trois heures de course brûlaient deux à trois fois plus de graisses s'ils suivaient un régime pauvre en glucides que s'ils suivaient un régime riche en glucides. En outre, les personnes suivant le régime à faible teneur en glucides utilisaient et remplaçaient la même quantité de glycogène musculaire que les athlètes du groupe à forte teneur en glucides.

Notez que le combustible et la restauration fournis par les glucides lors des séances entraînements de haute intensité sont souvent incomparables à ceux du régime céto. Si vous voulez faire des séances d'entraînement de faible intensité et perdre du poids, le régime céto est votre réponse. Si vous voulez développer beaucoup de muscles et participer à des marathons ou à d'autres concours, vous devrez peut-être ajouter des glucides.

CHAPITRE 6

SOMMEIL

L'OBTENTION d'un temps de sommeil raisonnable peut être assez difficile lorsque vous débutez un régime céto. Le manque de glucides auxquels votre corps est si habitué à ingérer peut causer l'insomnie et conduire à de nombreuses nuits agitées. Heureusement, la céto grippe ne dure généralement qu'environ une semaine ou plus.

L'une des raisons pour lesquelles les régimes céto rendent votre sommeil plus ardu est le fait selon lequel les glucides aident le corps à produire du L-tryptophane, qui libère de la sérotonine, ce qui vous aide à mieux dormir. Si vous avez du mal à dormir, vous pouvez envisager de prendre des suppléments du L-tryptophane. Une autre solution consiste à manger un repas léger contenant des protéines et quelques glucides avant de se coucher afin d'augmenter les taux d'insuline et de sérotonine.

Beaucoup de personnes déclarent avoir besoin de moins de temps de sommeil lorsqu'elles suivent un régime céto. Alors qu'elles auraient normalement besoin de huit à neuf heures de sommeil, elles seraient descendues jusqu'à cinq ou six heures et se sentiraient encore complètement rafraîchies par la suite.

CHAPITRE 7

VOTRE PLAN DE RÉGIME DE 14 JOURS

VOS deux premières semaines de céto seront les plus difficiles, mais elles seront probablement les plus gratifiantes puisqu'elles établiront les bases de votre futur régime. Ce sera également le moment où vous expérimenterez le tout premier contact avec la céto grippe, ce qui peut être décourageant pour quelqu'un qui est encore novice dans le régime.

Ce guide n'est qu'une estimation approximative de ce que vous devriez faire au cours de vos deux premières semaines. Vous n'avez pas à le suivre étape par étape, mais il est judicieux d'avoir une poignée de recettes auxquelles vous aimeriez avoir recours. Ce n'est qu'une poignée de recettes. Vous pouvez trouver bien plus en ligne.

Jour 1

Petit déjeuner: Lard et Œufs

Ingrédients:
2 œufs

2 tranches de lard

1 pincée de sel et de poivre

Portions: 1

Étapes:

Commencez votre régime céto avec quelque chose
    que vous connaissez et que vous aimez! Faites
    frire votre lard dans une casserole jusqu'à ce
    qu'il soit bon et croustillant.

Faites frire les œufs dans le style que vous
    choisissez.

Ajoutez du sel, du poivre et servez.

Déjeuner: Fromage Grillé Sans Pain

Ingrédients:

2 œufs

1 cuillère à soupe de farine d'amande

1 ½ cuillère à soupe de poudre de cosse de
    psyllium

½ cuillère à café de levure chimique

3 cuillères à soupe de beurre

2 oz de fromage cheddar

Portions: 1

Étapes:

Mettez 2 cuillères à soupe de beurre dans une tasse
    à température ambiante. Lorsque ça se
    ramollit, ajoutez la cosse de psyllium, la levure
    chimique et la farine d'amande.

Mélangez les ingrédients tous ensemble de telle
    enseigne qu'ils constituent une pâte épaisse.

Cassez les œufs, ajoutez-les à la tasse et continuez
	à remuer pendant une minute jusqu'à ce que
	ça devienne plus épais.
Versez la pâte dans un contenant carré. Essayez de
	le rendre aussi régulier que possible.
Passez-le dans un four à micro-ondes pendant 90 à
	100 secondes.
Retournez le contenant pour désolidariser la pâte
	sorte. Elle devrait dès à présent être ferme et
	semblable à du pain.
Coupez-la en carrés et mettez du fromage entre les
	tranches.
Mettez le beurre restant dans une poêle placé sur
	un feu moyen. Ajoutez les sandwichs et faites
	cuire jusqu'à ce que le fromage soit fondu et
	que le "pain" soit croustillant, puis servez.

Dîner: Steak avec Gremolata

Ingrédients:

Steak:
2 petits steaks de faux-filet de bœuf nourris à
	l'herbe
1 pincée de sel et de poivre noir
1 cuillère à soupe de beurre

Gremolata:
2 gousses d'ail écrasées
2 cuillères à café de zeste de citron râpé
3 cuillères à soupe de beurre
4 cuillères à soupe de persil haché

Portions: 2

Étapes:

Laissez reposer le steak à température ambiante
     pendant 10 à 15 minutes. Utilisez une
     serviette en papier pour nettoyer l'excès
     de sang.

Ajoutez du sel, du poivre et du beurre fondu.

Préparez la gremolata en mélangeant le beurre
     fondu, le persil, le zeste de citron et un peu
     de sel.

Faites frire le steak dans une poêle à feu vif
     pendant 2 à 4 minutes de chaque côté jusqu'à
     ce qu'il soit doré. Le temps peut varier selon
     l'épaisseur de votre steak et selon votre
     convenance en matière de cuisson.

Retirez le steak et laissez-le reposer pendant 5 à 7
     minutes. Nous vous recommandons de le
     mettre dans une serviette de cuisine ou dans
     du papier sulfurisé pour le garder juteux.

Lorsque vous êtes prêt, servez avec Gremolata.

Jour 2

Petit déjeuner: Gruau à La Noix de Coco

Ingrédients:

1 œuf

1 cuillère à soupe de farine de noix de coco

4 cuillères à soupe de crème de noix de coco

1 pincée de poudre de cosse de psyllium moulue

1 pincée de sel

1 oz de beurre

Portions: 1

Étapes:

Mélangez l'ensemble de vos ingrédients dans une casserole antiadhésive à feu doux. Continuez de remuer jusqu'à ce que vous atteigniez votre texture idéale.

Dégustez-le avec du lait de coco ou de la crème et ajoutez les garnitures de votre choix.

Déjeuner: Pizza au Pepperoni et au Lardon

Ingrédients:

Base de pizza:

1 ½ tasse de fromage mozzarella râpé

2 cuillères à soupe de fromage à la crème

1 œuf

½ cuillère à café de sel

¾ de tasse + 1 cuillère à soupe de farine d'amande

Huile d'olive extra vierge

Garniture:

¼ de tasse de sauce Marinara sans sucre

½ tasse de fromage mozzarella râpé

1/3 de tasse de fromage parmesan râpé

3 oz de pepperoni

Basilic

2 piments jalapeño émincés (facultatif)

Portion: 4

Étapes:

Préchauffez le four à 425 °F.

Vous élaborerez la croûte en mettant le fromage mozzarella et le fromage à la crème dans un bol, et en les laissant reposer dans un four à micro-ondes chaud pendant une minute. Ensuite, utilisez une spatule pour mélanger les ingrédients, faites cuire dans un four à micro-ondes pendant 30 secondes et mélangez à nouveau.

Ajoutez l'œuf, le sel, la farine d'amande et mélangez.

Mettez la pâte sur un tapis de cuisson résistant à la chaleur et aplatissez-la. Vous pouvez mettre de l'huile d'olive sur vos mains afin de les empêcher de coller.

Faites cuire la pâte pendant 12 à 15 minutes.

Sortez la pâte et étalez la sauce marinara au-dessus. Ajoutez le fromage et le pepperoni. Ajoutez des tranches de piments jalapeño si vous le souhaitez. Remettez-la au four pendant 5 minutes.

Retirez-la du four et mettez du basilic au-dessus.

Dîner: Soupe de Chou-fleur aux Épices

Ingrédients:

1 grand chou-fleur

1 navet moyen

1 petit oignon blanc

1 saucisse de chorizo espagnole moyenne

2 tasses de bouillon de poulet

3 cuillères à soupe de beurre

½ cuillère à café de sel

1 oignon de printemps moyen

Portions: 6

Étapes:

Lavez le chou-fleur et coupez-le en fleurons.

Utilisez le beurre pour graisser un four hollandais ou une grande casserole à soupe. Ajoutez l'oignon émincé et faites cuire à feu moyen-vif jusqu'à ce qu'il soit légèrement doré. Ajoutez le chou-fleur, faites cuire et remuer pendant 5 minutes. Ajoutez le poulet, disposez-le au-dessus du couvercle et faites cuire pendant 10 minutes avant de le retirer du feu.

Hachez la saucisse. Pelez et hachez le navet. Mettez-les sur une poêle graissée et faites cuire à feu moyen- vif pendant 8-10 minutes jusqu'à ce que la saucisse soit croustillante et que le navet soit tendre.

Mettez la moitié du mélange saucisse/navet dans la soupe et utilisez un mélangeur à main pour mixer jusqu'à ce que la soupe soit crémeuse. Ajoutez du sel et du poivre.

Versez la soupe dans un bol et ajoutez le reste du mélange saucisse/navet. Ajoutez un peu d'oignon de printemps et/ou de ciboulette haché, puis servez.

Jour 3

Petit déjeuner: Muffins aux Œufs

Ingrédients:

5 blancs d'œufs

2 œufs entiers

3 saucisses de dinde au petit déjeuner maigre

½ tasse de lait écrémé
¼ de tasse d'épinards émincés
¼ de tasse de fromage cheddar râpé
1 pincée de sel et de poivre

Portions: 6

Étapes:
Préchauffez le four à 350 °F.
Faites cuire les saucisses dans une poêle à feu
    moyen-vif jusqu'à ce qu'elles soient dorées.
    Puis retirez-les, coupez-les en morceaux de ½
    pouce et réservez-les.
Montez les blancs d'œufs en neige et battez les
    œufs dans un grand saladier. Ajoutez le lait, le
    sel et le poivre et continuez à battre. Puis
    remuez les épinards.
Utilisez un aérosol de cuisson pour graisser 6
    tasses dans un moule à muffins ou tapissez ces
    tasses avec des doublures en papier. Versez le
    mélange d'œufs dans ces tasses puis ajouter les
    saucisses et le fromage.
Faites cuire au four pendant 20 minutes ou jusqu'à
    ce qu'il soit de consistance solide. Laissez
    reposer pendant 5 minutes afin de laisser
    refroidir et servez.

Déjeuner: Phô Vietnamien Pauvre en Glucide

Ingrédients:
8 tasses de bouillon de bœuf
1 oignon blanc moyen
1 4" de morceau de racine de gingembre pelée

2 gousses d'ail écrasées

1 cuillère à soupe d'aminos de noix de coco

1 cuillère à soupe de sauce de poisson

2 paquets de nouilles Shirataki

1 livre de bœuf finement émincé

Toutes garnitures supplémentaires de votre choix

Portions: 4

Étapes:

Congelez le bœuf pendant 20 minutes afin de le rendre facile à couper.

Utilisez une rôtissoire pour griller l'oignon et le gingembre pendant 5 à 7 minutes jusqu'à ce qu'ils noircissent. Jetez-les dans une casserole à soupe avec l'ail, les aminos à la noix de coco et la sauce de poisson.

Versez le bouillon dans le bol.

Mettez la casserole sur un feu moyen-vif jusqu'à ébullition. Ensuite, réduisez le feu pour laisser mijoter et faites cuire pendant une demi-heure. Relevez le feu avant de mettre le bouillon dans la casserole.

Préparez les garnitures et les nouilles.

Versez les nouilles et le bœuf dans des bols. Ajoutez les garnitures de votre choix.

Déjeuner: Salade en Bocal

Ingrédients:

4 oz de poulet 1 oz de légumes verts feuillus

1 oz de tomates cerises

1 oz de poivrons rouges

1 oz de concombre

½ oignon vert
4 cuillères à soupe de mayonnaise ou d'huile
    d'olive

Portions: 1

Étapes:
Mettez vos légumes verts feuillus au fond du bocal.
Hachez vos légumes et ajoutez-les en couches.
Garnissez avec du poulet et ajoutez la mayonnaise.
Servez. N'hésitez pas à mélanger les légumes, les
    protéines et les garnitures en fonction de vos
    préférences.

Dîner: Hamburgers au Fromage Enrobés de Lard

Ingrédients:

Garniture:
2 cuillères à soupe de beurre
1 oignon blanc moyen émincé
2 ½ tasses de poivrons émincé
2 tasses de champignons blancs émincés

Burgers:
1 kilogramme de bœuf émincé
10 tranches de lard
1 ¼ de tasses de fromage cheddar râpé
5 cuillères à café de Sriracha
5 cuillères à café de moutarde de Dijon
1 pincée de sel et de poivre

Portions: 5

Étapes:

Préchauffez le four à 300 °F.

Utilisez le beurre pour graisser une grande poêle à frire. Faites cuire les oignons émincés à feu moyen-vif pendant 5 minutes ou jusqu'à ce qu'ils soient légèrement dorés.

Ajoutez-y les poivrons émincés et faites encore cuire pendant 5 minutes.

Mettez les champignons émincés et laissez encore cuire pendant 3 à 5 minutes. Ensuite, enlevez du feu.

Divisez le bœuf en cinq galettes. Appuyez sur le fond d'un verre au centre de chaque galette afin de créer une poche et plier la viande autour du fond du verre pour obtenir une forme de bol.

Enroulez 2 tranches de lard autour de chaque "bol à viande" et retirez le verre en tournant lentement.

Utilisez le mélange que vous avez fait plus tôt pour remplir les "bols" de chaque galette. Ajoutez ensuite la moutarde de Sriracha et la moutarde de Dijon à chaque galette. Couronnez chacun d'elles de fromage.

Placez les galettes sur une plaque à pâtisserie et faites-les cuire pendant 45 à 60 minutes. Puis retirez-les, laissez-les reposer pendant 5 minutes et servez.

Jour 4

Petit déjeuner: Œufs Brouillés au Fromage Halloumi

Ingrédients:
4 œufs
4 oz de lard coupé en dés
3 oz de fromage Halloumi coupé en dés
8 cuillères à soupe de persil haché
8 cuillères à soupe d'olives dénoyautées
2 cuillères à soupe d'huile d'olive
2 oignons verts
1 pincée de sel et de poivre

Portions: 2

Étapes:
Faites chauffer l'huile d'olive dans une poêle à feu moyen-vif. Faites frire le fromage, le lard et les oignons verts jusqu'à ce qu'ils soient décemment marron.
Battez les œufs et le persil dans un bol. Ajoutez le sel et le poivre.
Versez le mélange dans la poêle. Baissez un peu le feu, ajoutez les olives et remuez pendant quelques minutes. Dès à présent vous êtes prêt à servir.

Déjeuner: Mozzarella Enveloppée de Prosciutto

Ingrédients:
6 tranches de prosciutto
18 feuilles de basilic frais
1 contenant de mozzarella Ciliegine
1 pincée de sel et de poivre

Portions: 6

Étapes:

Coupez le prosciutto en bâtonnets de 1 pouce et roulez la mozzarella en boulettes. Posez les bandes les unes à côté des autres.

Mettez une feuille de basilic à l'extrémité de chaque bande avec une boulette de mozzarella au-dessus.

Mettez un peu de sel et de poivre au-dessus de la mozzarella.

Roulez dans le prosciutto et servez.

Dîner: Beignets de Chou-fleur

Portions: 1

Ingrédients:

1 livre de chou-fleur cru

1 cuillère à café de sel

½ tasse de farine d'amande

½ tasse de fromage râpé

½ cuillère à café de levure chimique

3 onces d'oignon haché

3 œufs

1 ½ cuillère à café de poivre au citron

Étapes:

Râpez le chou-fleur et mettez-le dans une passoire. Saupoudrez-le de sel et mélangez avec vos mains. Laissez-le reposer pendant 10 minutes.

Emincez les oignons et mettez-les dans un bol moyen. Pressez l'eau du chou-fleur et mettez-la dans un bol moyen avec les oignons

Ajoutez le fromage, la farine d'amande et la levure

chimique. Mélangez. Ajoutez des œufs et
mélangez davantage.

Placez une poêle sur un feu moyen et ajoutez une
cuillère à soupe d'huile. Prélevez la pâte, ¼ de
tasse à la fois, et déposez-la sur la poêle.
Aplatissez avec votre spatule et faites cuire
pendant 3 minutes de chaque côté. Assurez-
vous de ne pas retourner jusqu'à ce que le fond
soit bien cuit.

Placez-la au frigo. Vous pouvez la réchauffer dans
une poêle sèche à feu moyen pour la rendre à
nouveau croustillante.

Jour 5

Petit déjeuner: Muffin Saumon Céto et Tasse de Fromage à la Crème Muffin

Ingrédients:

1 œuf

2 cuillères à soupe de crème ou de lait de coco

2 cuillères à soupe d'eau

¼ de tasse de farine d'amande

¼ de tasse de farine de lin

¼ de cuillère à café de bicarbonate de soude

1 pincée de sel

60 grammes de saumon fumé

2 cuillères à soupe de ciboulette ou d'oignon de
printemps émincée

2 onces de fromage à la crème

Portions: 2

Étapes:

Ajoutez les ingrédients secs dans un bol et
   mélangez.
Ajoutez la crème, l'eau, l'œuf et mélangez.
Coupez le saumon et la ciboulette, ajoutez-les au
   bol et mélangez.
Placez la préparation dans un four à micro-ondes
   pendant une minute et ajoutez le fromage à la
   crème au-dessus.

Déjeuner: Poisson Thaï et Noix de Coco

Ingrédients:
1 ½ livre de saumon
4 cuillères à soupe de beurre
2 cuillères à soupe de pâte de curry rouge ou verte
13 ½ oz de crème de noix de coco
1 oz de beurre pour le graissage
8 cuillères à soupe de coriandre fraîche hachée
1 livre de chou-fleur ou de brocoli
Sel et poivre

Portions: 4

Étapes:
Préchauffez le four à 400 °F et graissez un plat de
   cuisson.
Mettez les morceaux de poisson dans le plat de
   cuisson. Remplissez-le autant que faire se peut.
Ajoutez le sel et le poivre au-dessus du poisson et
   mettez ensuite une cuillère à soupe de beurre
   au-dessus.
Mélangez la pâte de curry, la coriandre et la crème
   de noix de coco dans un petit bol, puis ajoutez
   le mélange au-dessus du poisson.

Faites cuire au four pendant 20 minutes.
Faites bouillir votre chou-fleur ou votre brocoli et
servez avec le poisson.

Dîner: Côtelettes de Porc avec Sauce au Fromage Bleu

Ingrédients:
2 côtelettes de porc
1 ½ cuillère à soupe de beurre
3 ½ oz de fromage bleu
3 ½ oz de haricots verts
2/3 de tasse de crème fouettée lourde
1 pincée de sel et de poivre

Portions: 2

Étapes:
Émiettez le fromage dans une petite casserole et
mettez-le sur un feu moyen jusqu'à ce qu'il
fonde, mais il ne doit pas se brûler.
Ajoutez la crème épaisse, augmentez légèrement le
feu et laissez mijoter.
Faites frire les côtelettes de porc à feu moyen.
Ajoutez le sel et le poivre sur l'un des côtés
pendant 2 à 3 minutes, puis retournez et
faites cuire à nouveau jusqu'à ce que la
température interne atteigne 145° à 165° F.
Une fois terminé, sortez-les et couvrez-les
dans du papier d'aluminium pendant 2 à 3
minutes.
Versez le jus de cuisson dans la sauce et remuez
un peu.
Coupez et rincez les haricots verts. Faites-les frire

*dans du beurre et assaisonnez avec du sel et du
poivre. Puis servez.*

Jour 6

Petit déjeuner: Œufs Brouillés

Ingrédients:

2 œufs

1 pincée de sel et de poivre

1 oz de beurre

1 goutte de lait

Portions: 1

Étapes:

*Cassez les œufs dans un bol et battez-les à l'aide
d'une fourchette. Ajoutez du lait pour les
rendre plus moelleux lorsqu'ils seront cuits.*

*Faites fondre le beurre dans une sauteuse ou dans
une poêle à frire et versez-y les œufs battus.
Ajoutez du sel et du poivre.*

*Faites cuire légèrement jusqu'à ce que ce soit
moelleux.*

Déjeuner: Brocoli au Beurre

Ingrédients:

1 grand bouquet de brocolis coupés

½ bâton de beurre coupé en cubes

Sel et poivre

Portions: 6

Étapes:

Mettez les cubes de beurre dans un saladier et
   laissez-les ramollir.
Faites cuire le brocoli dans de l'eau bouillante salée
   jusqu'à ce qu'il soit tendre. Puis retirez-le.
Mettez les brocolis dans le bol avec les cubes de
   beurre et mixez le mélange de sorte que le
   brocoli soit beurré.

Dîner: Saucisses et Purée

Ingrédients:

Saucisses:
4 saucisses moyennes
¾ d'un petit oignon rouge
1 cuillère à soupe de beurre

Purée:
2/3 d'un petit chou-fleur avec tige et feuilles
   enlevées
½ céleri pelé moyen
1 cuillère à soupe de beurre empilé
1 pincée de sel et de poivre

Portions: 2

Étapes:
Mettez les saucisses dans un plateau de cuisson
   sulfurisé doublée. Vous pouvez les couper dans
   le sens de la longueur si vous les préférez ainsi.
Épluchez et émincez les oignons et mettez-les dans
   le même plateau. Arrosez-les avec du beurre et
   remuez.

Faites rôtir les deux dans le four pendant 30 minutes jusqu'à cuisson.

Elaborez la purée en mettant une casserole d'eau bouillante sur la plaque de cuisson. Enlevez toutes les tiges, les feuilles et la peau du chou-fleur et du céleri et hachez-les avant de les mettre dans l'eau bouillante. Faites bouillir pendant 15 minutes jusqu'à ce qu'ils soient tendres.

Égouttez l'eau, séchez le mélange et mettez-le dans un mixeur. Ne le mélangez pas entièrement au risque qu'il ne devienne trop aqueux. Il suffit de mélanger en petits éclats jusqu'à ce qu'il soit légèrement épais.

Enlevez la purée et servez avec des saucisses.

Jour 7

Petit déjeuner: Crêpes Saines avec Garniture de Fromage à la Crème

Ingrédients:

5 œufs

9 oz de fromage cottage

1 pincée de sel

1 cuillère à soupe de poudre de cosse de psyllium moulue

2 oz de beurre

Garniture:

8 oz de fromage à la crème

2 cuillères à soupe d'huile d'olive

2 cuillères à soupe de pesto vert ou rouge

Portions: 4

Étapes:
Mélangez le fromage à la crème, 1 cuillère à soupe d'huile d'olive et le pesto pour la garniture.
Mettez les œufs, le sel, le fromage cottage et la cosse de psyllium dans un mixeur manuel et mélangez jusqu'à ce que le tout devienne une pâte. Laissez-la reposer pendant 10 minutes.
Faites chauffer le beurre dans une poêle à frire et déposez une partie de la pâte à crêpes au-dessus de manière à former de petites figures circulaires.
Faites frire ces petites figures jusqu'à ce qu'elles deviennent des crêpes solides. Servez avec la garniture de fromage à la crème et saupoudrez le reste avec de l'huile d'olive.

Déjeuner: Brochettes de Crevettes et de Saucisses

Ingrédients:
1 paquet de saucisse cuite
1 ½ livre de grosses crevettes crues, décortiquées et déveinées
2 gousses d'ail
½ cuillère à café de sel
½ cuillère à café de poivre
¼ de tasse de beurre fondu

Portions: 8

Étapes:

Battez le piment, l'ail, le beurre, le sel et le poivre
tous ensemble dans un bol.

Coupez chaque saucisse en 8 tranches. Placez une
tranche sur chaque brochette avec la face
tranchée en regard du sol. Ajoutez ensuite les
crevettes de telle enseigne qu'elles s'enroulent
autour de la saucisse. Répétez-le jusqu'à ce que
la brochette soit pleine.

Badigeonnez chaque brochette avec le mélange que
vous avez élaboré à l'étape 1.

Faites griller chaque côté pendant environ 2 à 3
minutes jusqu'à ce que les crevettes soient
cuites.

Ajoutez du sel et du poivre.

Dîner: Salade Céto au Thon

Ingrédients:

1 petite tête de laitue

140 grammes de thon en conserve et égoutté

2 œufs durs

2 cuillères à soupe de mayonnaise

1 oignon de printemps moyen

1 cuillère à soupe de jus de citron frais

1 cuillère à soupe d'huile d'olive extra vierge

1 pincée de sel

Portions: 1

Étapes:

Coupez les feuilles de laitue. Lavez-les, égouttez-
les et étalez-les dans un bol de service.

Ajoutez le thon.

Coupez les œufs durs et ajoutez-les à la salade.

Mélangez la mayonnaise et le jus de citron et
  ajoutez le mélange au-dessus de la salade. Puis
  émincez l'oignon de printemps avant de
  l'ajouter à la salade. La ciboulette peut aussi
  être utilisée en lieu et place de l'oignon de
  printemps.
Arrosez avec de l'huile d'olive et servez.

Jour 8

Petit déjeuner: Petit Déjeuner au Tapas
Ingrédients:
Variété de charcuterie
Variété de fromage
Noisettes
Concombres, concombres marinés, poivrons
  et radis
Avocat, mayonnaise et poivre
Basilic

Taille de portion: 4

Étapes:
Emincez les charcuteries, les fromages et les
  légumes en blocs ou en bâtonnets.
Fendez l'avocat et coupez-le en quartiers.
Mélangez avec de la mayonnaise.
Mettez les ingrédients dans des coquilles d'avocat
  et servez.

Déjeuner: Tacos au Poulet Cajun
Ingrédients:
1 paquet de cuisses de poulet sans os et sans peau

½ oignon rouge moyen

½ jus de citron vert

2 gousses d'ail

1 cuillère à soupe d'origan

1 cuillère à soupe de thym

¼ de cuillère à café de poivre de Cayenne

½ cuillère à café de paprika

2 cuillères à soupe de beurre

Lait de coco

2 têtes de petites laitues

1 pincée de sel et de poivre

Portions: 2

Étapes:

Épluchez et émincez l'oignon. Écrasez l'ail. Hachez les herbes.

Coupez le poulet en dés et mélangez-le avec les herbes, le paprika, le poivre noir, l'ail et le poivre de Cayenne. Ajoutez ensuite du sel et du jus de citron vert.

Faites fondre le beurre dans une poêle à feu moyen. Ajoutez ensuite le poulet aux fines herbes et faites cuire pendant environ 10 minutes.

Ajoutez la crème, faites cuire en remuant pendant 2 à 3 autres minutes supplémentaires.

Lavez et égouttez la laitue, puis disposez le poulet au-dessus.

Dîner: Porc et Halloumi Gras

Ingrédients:

Hamburgers:

1 livre de saucisse de porc fermier
10 olives vertes hachées
1 jaune d'œuf
1 cuillère à soupe d'assaisonnement au citron et
    à l'ail

Garnitures:
1 paquet de fromage Halloumi
1 avocat
½ tasse de microgreens
1 tasse de roquette
4 cuillères à soupe d'oignons rouges cueillis

Étapes:
Mélangez les ingrédients du hamburger dans un
    bol afin d'en faire 4 galettes.
Faites griller chaque hamburger des deux côtés.
Servez-les sur de la roquette ou en les enveloppant
    dans de la laitue.
Faites griller le fromage Halloumi et ajoutez-le au-
    dessus des hamburgers avec les autres
    garnitures.

Jour 9

Petit déjeuner: Hashisch de Petit déjeuner Céto

Ingrédients:
2 tranches de lard
1 œuf
1 courgette moyenne
1 gousse d'ail ou ½ petit oignon blanc

1 cuillère à soupe d'huile de noix de coco ou
     de ghee
1 cuillère à soupe de ciboulette de persil haché
¼ de cuillère à café de sel

Portions: 1

Étapes:
Épluchez et émincez l'ail ou l'oignon et découpez le
     lard en tranches.
Mettez les deux dans une poêle à feu moyen et
     remuez jusqu'à ce qu'ils soient légèrement
     dorés.
Coupez les courgettes en de petits morceaux en
     forme de dé.
Ajoutez les courgettes à la poêle et faites cuire
     pendant 10 à 15 minutes. Ensuite, sortez votre
     plat et ajoutez du persil.
Ajoutez un œuf au plat au-dessus et savourez.

Déjeuner: Avocat Farci aux Œufs
Ingrédients:
1 grand avocat ou 2 avocats moyens
4 gros œufs
¼ de tasse de mayonnaise
2 cuillères à soupe de crème aigre
1 cuillère à café de moutarde de Dijon
2 oignons de printemps moyens
1 pincée de sel
Poivre noir moulu

Portions: 2

Étapes:

Remplissez les 3/4 d'une casserole avec de l'eau. Ajoutez un peu de sel. Faites bouillir l'eau. Utilisez délicatement une cuillère pour tremper chaque œuf à l'intérieur et hors de l'eau. Vous aurez besoin d'environ 10 minutes pour qu'ils deviennent complètement durs.

Sortez les œufs lorsqu'ils sont prêts et coupez-les en dés. Emincez également l'oignon de printemps.

Ajoutez-les dans un bol et mélangez-les avec de la mayonnaise, de la crème aigre et de la moutarde de Dijon. Assurez-vous de laisser de l'oignon pour la garniture. Ajoutez du sel et du poivre.

Prélevez le milieu de l'avocat et coupez en petits morceaux, la part que vous avez prélevée.

Placez ces morceaux d'avocat dans le bol et mélangez.

Remplissez la coquille d'avocat avec le mélange et ajoutez un peu d'oignon de printemps au-dessus.

Dîner: Spaghetti Bolognaise aux Nouilles, aux Courgettes et Pauvre en Glucides

Ingrédients:

1 courgette

1 oignon haché

2 gousses d'ail écrasées

500 grammes de bœuf émincé/haché

400 grammes de tomates hachées en conserve

Herbes italiennes de votre choix (romarin, origan, sauge, basilic, etc.)

1 pincée de sel et de poivre

Portions: 5

Étapes:
Créez vos "zoodles" en coupant les extrémités de
    vos courgettes et en les passant dans un coupe-
    légumes en spirale.
Faites frire l'oignon et l'ail dans l'huile jusqu'à ce
    qu'ils deviennent tendres, mais pas trop cuits.
Ajoutez le bœuf et continuez à faire frire tout en
    remuant jusqu'à ce que tout le bœuf soit cuit.
Ajoutez l'assaisonnement, les tomates et les
    herbes.
Remuez, laissez mijoter et servez avec les zoodles
    et du fromage au-dessus.

Jour 10

Petit déjeuner: Frittata aux Épinards et Pauvre en Glucides

Ingrédients:
8 œufs
1 tasse de crème fouettée lourde
5 oz de fromage râpé
5 oz de chorizo ou de lard coupé en dés
2 cuillères à soupe de beurre
1 pincée de sel et de poivre

Portions: 4

Étapes:
Préchauffez le four à 350 °F.

Faites cuire le lard jusqu'à ce qu'il soit croustillant
et ajoutez les épinards.
Battez les œufs et la crème et versez le mélange
dans un plat de cuisson graissé.
Ajoutez le lard et les épinards et faites cuire au
four pendant 25 à 30 minutes.

Déjeuner: Escalope de Porc Panée

Ingrédients:

4 morceaux d'escalopes de porc panées

100 grammes de poudre d'amande ou de farine

1 cuillère à soupe de sauge séchée et frottée

2 œufs

Huile pour la cuisson de fritures

1 pincée de sel et de poivre

Portions: 1

Étapes:

Battez les œufs avec une fourchette dans un petit
bol. Dans un autre bol, ajoutez les amandes, la
sauge, le sel et le poivre.
Trempez 1 escalope de porc panée dans l'œuf et
laissez égoutter. Ensuite, placez-le dans l'autre
bol et tournez-le plusieurs fois jusqu'à ce qu'il
soit couvert.
Placez chaque escalope de porc panée dans la
poêle. Faites cuire à feu moyen jusqu'à ce que
les deux côtés soient dorés et servez.

Dîner: Steak à la Moutarde et à la Sauce
au Poivre

Ingrédients:

Steaks:
2 petits steaks sans os
1 cuillère à soupe de beurre
1 pincée de sel et de poivre

Sauce à la Moutarde et au Poivre:
1 cuillère à soupe de beurre
1 cuillère à soupe de grains de poivre
1 cuillère à soupe de moutarde de Dijon
½ cuillère à café de poudre d'oignon
¼ de tasse de crème fouettée lourde
¼ de tasse de bouillon d'os
1 pincée de sel

Portions: 2

Étapes:
*Laissez reposer le steak à température ambiante
    pendant 10 à 15 minutes. Utilisez une serviette
    en papier pour nettoyer l'excès de sang.*
*Faites frire le steak dans une poêle à feu vif
    pendant 2 à 4 minutes de chaque côté jusqu'à
    ce qu'il soit doré. Le temps peut varier en
    fonction de la taille de votre steak et selon votre
    convenance en matière de cuisson.*
*Lorsque le steak est cuit, couvrez-le légèrement
    avec du papier d'aluminium et laissez reposer
    pendant environ 10 minutes avant de servir.*
*Préparez la sauce en ajoutant le beurre restant
    dans la casserole. Écrasez les grains de poivre
    avec un rouleau à pâtisserie et ajoutez-les dans*

*la casserole. Faites cuire à feu moyen-vif
pendant 2 à 3 minutes.*

*Ajoutez les autres ingrédients de la sauce et portez
à ébullition. Réduisez le liquide de moitié, puis
faites cuire pendant 3 à 5 minutes jusqu'à ce
que le mélange devienne crémeux.*

Servez la sauce avec des steaks.

Jour 11

Petit déjeuner: Petit-déjeuner au Sandwich sans pain

Ingrédients:

4 œufs

2 cuillères à soupe de beurre

1 oz de jambon

2 oz de fromage cheddar

1 pincée de sel et de poivre

Quelques gouttes de sauce Worcester

Portions: 2

Étapes:

*Faites légèrement frire les œufs et ajoutez le sel et
le poivre.*

*Utilisez un œuf au plat pour un substitut de pain.
Placez votre jambon (ou la viande de votre
choix) sur chaque œuf et ajoutez le fromage.
Placez un autre œuf au plat au-dessus de
chaque pile pour créer votre sandwich.*

*Ajoutez de la sauce au-dessus et vous êtes prêt à le
savourer.*

Déjeuner: Dinde à la Sauce au Fromage à la Crème

Ingrédients:

1 1/3 de livre de poitrine de dinde

2 cuillères à soupe de beurre

2 tasses de crème fouettée lourde

7 oz de fromage à la crème

1/3 de tasse de petites câpres

1 cuillère à soupe de sauce de soja

1 pincée de sel et de poivre

Portions: 4

Étapes:

Préchauffez le four à 350 °F.

Dans une poêle, faites fondre la moitié du beurre à feu moyen dans le four. Assaisonnez avec le sel et le poivre et faites revenir la dinde jusqu'à ce qu'elle soit dorée.

Faites cuire la dinde dans le four. Lorsqu'elle est prête, sortez-la, mettez-la sur une assiette et couvrez-la avec du papier d'aluminium.

Mettez quelques gouttes du jus de cuisson dans une petite casserole et ajoutez de la crème fouettée et le fromage à la crème. Remuez, portez-la à une ébullition légère, baissez ensuite le feu et laissez mijoter jusqu'à ce qu'elle devienne épaisse. Ajoutez le sel et le poivre.

Mettez le beurre restant dans une poêle à feu vif. Sautez avec les câpres jusqu'à ce qu'elles deviennent croustillantes, puis servez avec la dinde.

Dîner: Poulet Céto Frit Cuit au Four

Ingrédients:

12 pilons de poulet

4 tasses de lait d'amande non sucré

4 cuillères à soupe de jus de citron

2 cuillères à soupe de sel de mer

2 cuillères à café de poivre noir moulu

2 cuillères à café de paprika fumé

2 cuillères à café d'origan séché

1 cuillère à café de poudre d'oignon

1 cuillère à café de poudre d'ail

1 ¼ de tasse de couenne de porc

¼ de tasse de farine de noix de coco

Huile d'olive

Portions: 6

Mélangez le lait d'amande, le jus de citron, le sel, le poivre et l'origan dans un bol.

Mettez les morceaux de poulet dans une saumure pouvant tenir entre 90 minutes et une nuitée.

Lorsque la saumure est terminée, ajoutez les autres ingrédients, à l'exception de l'huile de cuisson, dans un robot de cuisine et mélangez jusqu'à ce que tout soit amalgamé en miettes.

Préchauffez le four à 360 °F.

Mettez le nouveau revêtement émietté dans un plateau. Trempez les morceaux de poulet dans le revêtement et roulez jusqu'à ce qu'ils soient enrobés.

Placez les morceaux de poulet sur une plaque à pâtisserie doublée. Faites cuire au four pendant environ 45 minutes en fonction de l'épaisseur des morceaux. Retirez la plaque à mi-cuisson pour asperger les morceaux avec de l'huile d'olive.

Jour 12

Petit déjeuner: Bouillie Pauvre en Glucides

Ingrédients:
1 cuillère à soupe de graines de lin entières
1 cuillère à soupe de graines de chia
1 cuillère à soupe de graines de tournesol
1 tasse de lait de coco ou de lait d'amande non sucré
1 pincée de sel

Portions: 1

Étapes:
Mélangez le tout dans une petite sauce. Portez le mélange à un feu doux et faites-le mijoter jusqu'à ce qu'il atteigne votre niveau de densité idéal.
Mettez tout ce dont vous avez envie pour la garniture et savourez.

Déjeuner: Saumon Couvert de Piment aux Épinards

Ingrédients:
1 ½ livre de saumon
1 cuillère à soupe de pâte de piment

1 tasse de mayonnaise

4 cuillères à soupe de fromage parmesan râpé

1 livre d'épinards

1 oz de beurre

1 pincée de sel et de poivre

Portions: 4

Étapes:

Préchauffez le four à 400 °F.

Graissez un plat de cuisson avec la moitié de votre beurre. Coupez le saumon et ajoutez du sel et du poivre. Ajoutez le saumon au plat, avec les façades tranchées en regard du sol.

Mélangez tous ensemble la pâte de piment, le fromage et la mayonnaise et étalez le mélange sur les morceaux de saumon.

Faites cuire au four pendant 15 à 20 minutes ou jusqu'à ce que le saumon puisse être émietté avec une fourchette.

Faites revenir les épinards dans la portion de beurre restante pendant environ 2 minutes jusqu'à ce qu'ils flétrissent et ajoutez du sel et du poivre.

Servez les épinards au saumon.

Dîner: Omelette au Saumon et à l'Avocat

Ingrédients:

3 œufs

½ avocat

½ paquet de saumon fumé

2 cuillères à soupe de fromage à la crème

2 cuillères à soupe de ciboulette hachée

1 oignon de printemps moyen
1 cuillère à soupe de beurre
1 pincée de sel et de poivre

Portions: 1

Étapes:
Cassez les œufs dans un saladier. Ajoutez du sel et du poivre et battez les œufs.
Mélangez le fromage à la crème et la ciboulette. Coupez le saumon, pelez et coupez l'avocat.
Graissez une poêle avec du beurre et versez-y les œufs. Utilisez la spatule pour amener les œufs au centre pendant les 30 premières secondes et faites cuire pendant 1 à 2 minutes.
Vos œufs devraient former une belle coquille. Apportez-les sur une assiette et mettez du fromage au-dessus.
Ajoutez le saumon, l'avocat et les oignons. Pliez-les en forme d'enveloppe et servez.

Jour 13

Petit déjeuner: Mini Quiche Sans Croûte
Ingrédients:
6 œufs
6 tranches de lard
50 g de fromage râpé
1 pincée de sel et de poivre

Portions: 6

Étapes:

Alignez les tasses dans un moule à cupcake avec
du lard et assurez-vous que les côtés sont
complètement couverts.
Cassez un œuf dans chaque tasse.
Ajoutez le fromage, le sel et le poivre à chaque
tasse.
Faites cuire au four à 350 °F pendant 15 minutes.

Déjeuner: BLT Sans Pain

Ingrédients:

4 tranches de lard

1 tomate coupée en tranches

2 feuilles de romaine

2 cuillères à soupe de mayonnaise

1 pincée de sel et de poivre

Portions: 1

Étapes:

Mettez la mayonnaise sur les feuilles de laitue.
Ajoutez ensuite du sel et du poivre.
Mettez deux tranches de lard sur chaque feuille.
Puis ajoutez les tomates.
Joignez les deux bouts afin de créer votre
enveloppe.

Dîner: Côtelettes au Pesto Rouge

Ingrédients:

2 côtelettes de porc

1 cuillère à soupe de beurre

3 cuillères à soupe de pesto rouge

4 cuillères à soupe de mayonnaise

Portions: 2

Étapes:

Badigeonnez les côtelettes de porc avec 2 cuillères à soupe de pesto rouge. Faites frire dans une poêle à feu moyen et dans du beurre pendant 8 minutes, puis laissez mijoter pendant 4 minutes.

Mélangez la mayonnaise avec le reste du pesto rouge pour la mayonnaise au pesto.

Jour 14

Petit déjeuner: Omelette aux Épinards et au Féta

Ingrédients:

3 œufs

1 gousse d'ail

1 tasse de champignons blancs émincés

3 tasses d'épinards

1/3 de tasse de fromage féta émietté

2 cuillères à soupe de beurre

1 pincée de sel et de poivre

Portions: 2

Étapes:

Coupez l'ail en dés et placez-le dans une poêle après avoir graissé la poêle avec du beurre. Ajoutez du sel et faites cuire à feu moyen-vif pendant une minute.

Ajoutez les champignons émincés et remuez de

temps en temps pendant 5 minutes jusqu'à ce qu'ils soient légèrement dorés.

Ajoutez les épinards et faites cuire jusqu'à ce qu'ils soient flétris. Mettez votre mélange dans un saladier et débarrassez-vous de tous les liquides.

Cassez les œufs dans un autre saladier et ajoutez du sel et du poivre.

Versez ensuite les œufs cassés dans la poêle et patientez jusqu'à ce que la texture soit soyeuse et mousseuse.

Ajoutez la garniture à la nouvelle coquille d'omelette et pliez l'omelette. Conservez-la un peu sur la poêle pour la garder chaude puis servez.

Déjeuner: Poitrines de Poulet aux Herbes et au Beurre

Ingrédients:

4 poitrines de poulet

1 oz de beurre

1 pincée de sel et de poivre

8 oz d'épinards

Beurre aux herbes:

5 oz de beurre

1 gousse d'ail

½ cuillère à café de poudre d'ail

1 cuillère à café de jus de citron

½ cuillère à café de sel

4 cuillères à soupe de persil

Portions: 4

Étapes:

Mélangez tous les ingrédients du beurre aux herbes dans un saladier et laisser reposer.

Ajoutez du sel et du poivre au poulet. Faites-le frire dans du beurre à feu moyen jusqu'à ce qu'il soit cuit. Utilisez un thermomètre à viande pour vous assurer que le poulet est à 165 degrés. Vous pouvez aussi baisser le feu afin de vous assurer que le poulet ne finisse pas trop sec.

Disposez le poulet au-dessus des légumes verts feuillus et ajoutez du beurre aux herbes.

Dîner: Pizza au Poulet et aux Épinards

Ingrédients:

Base de Pizza:
1 ½ tasse de fromage mozzarella râpé
2 cuillères à soupe de fromage à la crème
1 œuf
½ cuillère à café de sel
¾ de tasse + 1 cuillère à soupe de farine d'amande
Huile d'olive extra vierge

Garnitures:
1 poitrine de poulet sans os et sans peau
½ cuillère à soupe d'huile d'olive
1 gousse d'ail émincée
½ tasse de crème fouettée
½ cuillère à café de gomme xanthane
1 tasse d'épinards hachés
½ tasse de mozzarella râpée
1 pincée de sel et de poivre

Portions: 2

Étapes:
Préchauffez le four à 425 °F.
Vous ferez la croûte en mettant le fromage mozzarella et le fromage à la crème dans un saladier et en les passant à haute température dans un four à micro-ondes pendant une minute. Ensuite, utilisez une spatule pour mélanger les ingrédients, faites cuire dans un four à micro-ondes pendant 30 secondes et mélangez de nouveau.
Ajoutez l'œuf, le sel, la farine d'amande et mélangez.
Mettez la pâte sur un tapis de cuisson résistant à la chaleur et aplatissez. Vous pouvez mettre de l'huile d'olive sur vos mains afin de les empêcher de coller.
Faites cuire la pâte pendant 12 à 15 minutes.
Faites sauter le poulet dans une poêle à feu moyen et réservez.
Ajoutez l'ail, la gomme de xanthane et la crème fouettée dans la poêle et portez le mélange à ébullition. Réduisez la température afin de laisser mijoter lorsque la sauce s'épaissit.
Ajoutez les épinards et faites cuire jusqu'à ce qu'ils soient flétris.
Ajoutez la sauce à la pâte à pizza et garnissez-la de poulet et de fromage.
Faites cuire pendant 5 minutes et servez.

CHAPITRE 8
RESTER DÉTERMINÉ(E)

RESTER DÉTERMINÉ(E) dans un quelconque régime n'est pas toujours très évident. Il peut être encore plus difficile de suivre un régime céto lorsque vous réalisez que vous ne pouvez pas consommer les aliments riches en glucides que vous avez consommés toute votre vie durant. Le fait de devoir être pointilleux sur chaque repas que vous mangez n'est pas du tout évident, mais cela ne signifie pas que ça ne vaut pas le coup.

Pensez-y de cette façon: quelles sont les choses que vous voulez vraiment dans la vie? À moins que vous ne rencontriez un miracle, comme gagner au loto, vous n'atteindrez jamais vos objectifs à moins que vous ne vous débattiez. Tout ce qui est bon dans la vie passe par le dur labeur et l'adversité. Plus durement vous travaillerez aujourd'hui, plus vous en récolterez les bénéfices à l'avenir. Prenez cette citation du blogueur et auteur Mark Manson:

"Tout le monde souhaite avoir une vie sexuelle épanouie et une relation formidable — mais tout le monde n'est pas prêt à passer par les conversations franches, les silences maladroits, les sentiments blessants et le psychodrame émotionnel pour y parvenir. Par conséquent les gens se braquent. Ils se braquent et, durant des années et des années, se posent la question de savoir 'Que faire si?' jusqu'à ce que la question se métamorphose de 'Que faire si?' à 'Était-ce ça?'. Lorsque les avocats rentrent chez eux et que le chèque de pension alimentaire se trouve dans le courrier, ils disent: 'Qu'est-ce que c'était?' si ce n'est pour leurs normes abaissées et leurs attentes tout au long des 20 années précédentes, alors pour quelle raison est-ce?

Parce que le bonheur exige des luttes, le positif est l'effet secondaire de la manipulation du négatif. Vous ne pouvez éviter les expériences négatives pendant trop longtemps avant qu'elles ne reviennent toutes rugissantes à la vie.

Ce qui détermine votre succès n'est pas 'Ce dont vous voulez jouir?' la question est celle de savoir: 'Quel chagrin souhaitez-vous entretenir?' la qualité de votre vie n'est pas déterminée par la qualité de vos expériences positives, mais par la qualité de vos expériences négatives. Et afin de bien gérer les expériences négatives, il faut réussir à bien gérer la vie."

Jusqu'à quel point êtes-vous prêt à aller pour sortir de votre situation actuelle? Votre assurance-vie est peut-être bien trop élevée. Peut-être que vous n'aimez pas la façon dont vous regardez votre photo de profil Facebook. Vous pourriez être essoufflé en essayant de monter une série d'escaliers. A présent, pensez à ce à quoi vous pourriez ressembler dans le futur. Mince, en forme et en bonne santé. Jusqu'à quel point êtes vous prêt à travailler pour obtenir cela?

Vous devriez également savoir que vous n'êtes pas le seul à passer par là. Écoutez les podcasts de céto. Lisez des blogs comme *Keto Diet App*, *Peace Love and Low Carb*, *Ketogasm*, et *Wicked Stuffed*. Trouvez d'autres personnes qui vivent la même chose que vous et, autant que faire se peut, apprenez le maximum de recettes que vous pouvez. Aller à des subreddits comme /r/keto et /r/ketorecipes où vous pouvez parler à d'autres personnes qui ont été où vous êtes aujourd'hui et qui, chaque seconde, profitent de leur régime céto.

Pour conclure, procurez-vous une application vous permettant de suivre l'évolution de vos progrès. MyFitnessPal est probablement l'endroit le plus facile pour commencer, safin que vous puissiez noter combien de glucides vous consommez par jour et à quel point vous êtes près d'atteindre votre objectif. Tenir un journal alimentaire peut sembler fastidieux, mais il vous permet de revenir sur vos progrès et de voir jusqu'où vous êtes allé et combien il vous reste à faire.

CHAPITRE 9

CONCLUSION

CE LIVRE EST JUSTE un coup de pouce vous permettant de rendre votre régime céto impressionnant dès la base. C'est un moyen pratique de savoir comment démarrer au mieux votre nouveau style de vie et comment le maintenir en marche, mais il est toujours utile de faire vos propres recherches. Vous n'aimerez peut-être pas les 21 recettes proposées ici, et ce n'est pas grave. Il y a des centaines de recettes céto qui circulent sur Internet et il suffit tout simplement de quelques clics pour trouver celles qui vous plaisent.

Ce livre pourrait ne pas vous fournir tout ce que vous devez savoir pour un régime alimentaire à vie, mais il devrait vous permettre de commencer quelque chose qui pourrait potentiellement changer votre vie. Vous serez plus heureux et en meilleure santé, mais pas plus affamé. Sachez que rester fidèle à votre régime peut mener à des résultats fantastiques que vous n'auriez pas pu imaginer autrement.

Excellent régime à vous et continuez votre travail remarquable.